BEI GRIN MACHT SICH IHR WISSEN BEZAHLT

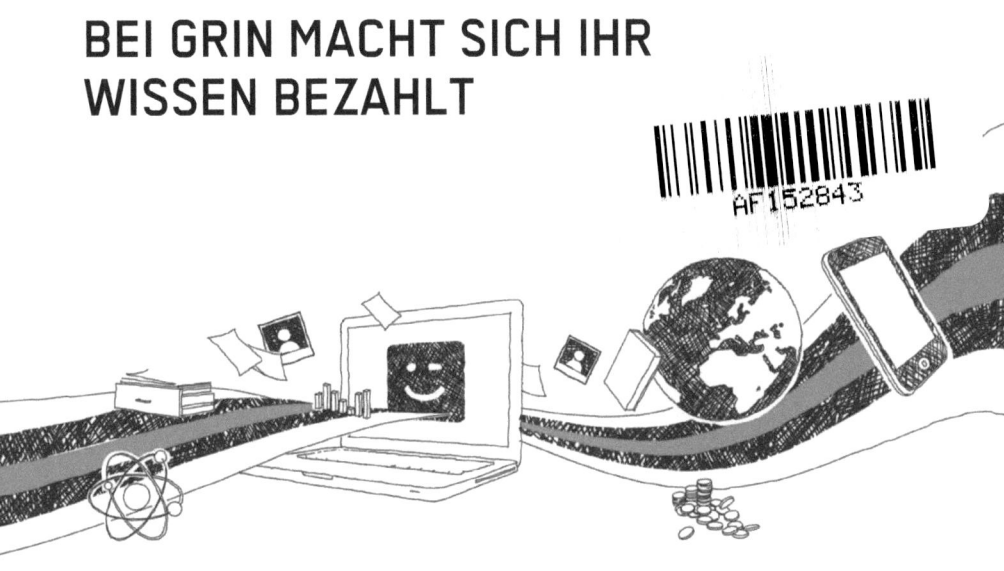

- Wir veröffentlichen Ihre Hausarbeit,
  Bachelor- und Masterarbeit

- Ihr eigenes eBook und Buch -
  weltweit in allen wichtigen Shops

- Verdienen Sie an jedem Verkauf

Jetzt bei www.GRIN.com hochladen
und kostenlos publizieren

Tanja Lasyk

Zur Bedeutung der Gesundheitswissenschaft für die Pflege am Beispiel der Gesundheitsförderung

GRIN Verlag

Bibliografische Information der Deutschen Nationalbibliothek:

Die Deutsche Bibliothek verzeichnet diese Publikation in der Deutschen National-
bibliografie; detaillierte bibliografische Daten sind im Internet über http://dnb.d-
nb.de/ abrufbar.

Impressum:

Copyright © 2012 GRIN Verlag GmbH
Druck und Bindung: Books on Demand GmbH, Norderstedt Germany
ISBN: 978-3-656-17191-1

Dieses Buch bei GRIN:

http://www.grin.com/de/e-book/192167/zur-bedeutung-der-gesundheitswissenschaft-
fuer-die-pflege-am-beispiel-der

GRIN - Your knowledge has value

Der GRIN Verlag publiziert seit 1998 wissenschaftliche Arbeiten von Studenten, Hochschullehrern und anderen Akademikern als eBook und gedrucktes Buch. Die Verlagswebsite www.grin.com ist die ideale Plattform zur Veröffentlichung von Hausarbeiten, Abschlussarbeiten, wissenschaftlichen Aufsätzen, Dissertationen und Fachbüchern.

Besuchen Sie uns im Internet:

http://www.grin.com/

http://www.facebook.com/grincom

http://www.twitter.com/grin_com

Inhaltsverzeichnis

1 Einführung in die Thematik, Aufbau der Arbeit 1

    1.1 Verhältnis Pflege- und Gesundheitswissenschaft 2

    1.2 Inhalte 2

    1.3 Stand der Entwicklung 3

    1.4 Abgrenzung von der Medizin 3

    1.5 Grad der Akademisierung und Professionalisierung 4

2 Gesundheitsförderung in Bezug zu Modellen 5

    2.1 Gesundheitsförderung in Bezug zur Salutogenese 5

    2.2 Gesundheitsförderung in Bezug zur Ottawa-Charta 5

    2.3 Gesundheitsförderung in Abgrenzung zur Prävention 6

3 Gesundheitsförderung 7

    3.1 Ebenen der Gesundheitsförderung 7

        3.1.1 Personale Ebene 7

        3.1.2 Verhaltensebene 7

        3.1.3 Verhältnisebene 8

    3.2 Methoden zur Umsetzung in die Praxis 8

        3.2.1 Gesundheitsaufklärung und Gesundheitsberatung 8

        3.2.2 Gesundheitserziehung und Gesundheitsbildung 9

        3.2.3 Gesundheitsselbsthilfe und Gesundheitstraining 9

        3.2.4 Präventivmedizin 9

    3.3 Setting-Ansatz der Gesundheitsförderung 10

4. Anwendung von Gesundheitsförderung in Pflegeberufen 11

    4.1 Belastungen und Gesundheitsrisiken 11

        4.1.1 Psychische Belastungen 11

        4.1.2 Physische Belastungen 11

        4.1.3 Betriebliche Belastungen 12

    4.2 Betriebliche Gesundheitsförderung 12

    4.3 Konzept der Gesundheitsförderung 12

5 Zusammenfassung und Ausblick 14

Literaturverzeichnis 16

1 Einführung in die Thematik, Aufbau der Arbeit

Im Rahmen des Studienganges Pflegemanagement an der Hamburger Fernhochschule ist es fester Bestandteil im Prüfungsplan, eine schriftliche Hausarbeit im Fach Gesundheitswissenschaften zu erstellen, ich habe mich entschieden das Thema Gesundheitsförderung zu bearbeiten. Da es ein sehr komplexes Thema ist grenze ich es auf die Gesundheitsförderung in der Pflege beschäftigten Mitarbeiter ein.

Im Bereich der Gesundheitswissenschaften werden Theorien und Modelle behandelt, die Gesundheit und Krankheit zum Gegenstand haben und bemüht sind Erkenntnisse zu Gesundheit und Krankheit zu erlangen. Die demografische Entwicklung ist gekennzeichnet durch Zunahme der älteren, somit auch pflegebedürftigen Menschen. Für die Mitarbeiter der Pflege bedeutet dies sowohl körperliche wie auch psychische Belastungen. Fragestellung ist daher: „ Wer aber kümmert sich um die Gesunderhaltung der Mitarbeiter?"

Im ersten Kapitel werden zunächst das Verhältnis der Pflege- und Gesundheitswissenschaft, Inhalte, Stand der Entwicklungen, Abgrenzung zur Medizin, Grad der Akademisierung und Professionalisierung erörtert. Das zweite Kapitel widmet sich dem Ansatz der Gesundheitsförderung mit Bezug zu den Modellen zur Salutogenese von Antonovsky, zur Ottawa-Charta und in Abgrenzung zur Prävention. Das dritte Kapitel befasst sich mit der Darstellung der Ebenen der Gesundheitsförderung, Methoden mit denen Gesundheitsförderung in die Praxis umgesetzt werden kann und dem Setting-Ansatz. Dann folgt im vierten Kapitel die Anwendung von Gesundheitsförderung in Pflegeberufen, indem Belastungen und Gesundheitsrisiken aufgezeigt werden und ein Konzept der Gesundheitsförderung vorgestellt wird. Im abschließenden fünften Kapitel wird eine Zusammenfassung erfasst und ein Ausblick aufgezeigt.

1.1 Verhältnis Pflege- und Gesundheitswissenschaft

Um das Verhältnis von Pflege- und Gesundheitswissenschaft zu verdeutlichen, werden beide Begriffe definiert.

„Definiert wird Gesundheitswissenschaften/Public Health als die Wissenschaft und Praxis der Gesundheitsförderung und der Systemgestaltung des Gesundheitswesens" (Hurrelmann, Laaser; Razum, 2006:11). Gesundheitswissenschaft beschäftigt sich mit den gesellschaftlichen Einflüssen und der Entwicklung von Versorgungsstrukturen. **Pflegewissenschaft ist ein Teilgebiet der Gesundheitswissenschaften.** Es ist eine empirische, praxisorientierte Disziplin, deren Gegenstandsbereich die Pflege ist und deren Ziel es ist, Grundlagen und Prinzipien zur Verbesserung der pflegerischen Dienstleistung zu entwickeln.

„Gesundheitsförderung und Pflege haben sehr konkret als Leitmotiv ihres Handelns Gesundheit, Gesunderhaltung und Gesundheitsförderung definiert. Die Pflege setzt beim Individuum an, die Gesundheitsförderung akzentuiert die gesellschaftlichen Bedingungen. Beiden geht es um den Menschen in seiner Ganzheit unter Zugrundelegung seiner Bedürfnisse. In der Pflege ist die Grundpflege wieder von zentraler Bedeutung geworden, in der Gesundheitsförderung geht es um die Alltagsorientierung" (Waller 2010:10).

1.2 Inhalte

Inhalt der Gesundheitswissenschaften ist die körperliche, geistige, psychische und soziale Gesundheit von Bevölkerungsgruppen. Zu den Gesundheitswissenschaften gehören die Gesundheitssoziologie, Gesundheitspsychologie, Gesundheitspädagogik, Gesundheitsökonomie, Sozial- und Umweltmedizin (vgl. Waller 2010:6).

Pflegewissenschaften beinhalten u.a. Pflegetheorien, Pflegemodelle, Pflegeforschung und das Handlungsfeld Pflege. Sie befasst sich mit Individuen, individuellen Maßnahmen und Interaktionen.

1.3 Stand der Entwicklung

Die Weltgesundheitsbehörde (WHO) spielt eine bedeutende Rolle in der Entwicklung der Gesundheitswissenschaften. Besonders hervorzuheben sind die Verfassung der WHO (1946), die Alma-Ata-Konferenz (1978), Ottawa-Charta und Gesundheit21 (1998).

In der Pflegewissenshaft entwickelten sich in den 1950er Jahren in den USA die Pflegediagnosen, darunter auch Gesundheits- und Wellnesspflegediagnosen. Bestandteil ist die allgemeine Gesundheitsförderung von Patienten.

Voraussetzung für die Erstellung dieser Diagnosen sind ein bestehender und geäußerter Wunsch des Patienten, sowie ein relativ stabiles Gesundheitsniveau. Überwiegend in der Beratungstätigkeit ausgeübt . Die Pflegediagnosen werden von Mitarbeitern in der Pflege gestellt. In Deutschland werden Pflegediagnosen erst seit circa 1970 angewendet. Dies zeigt auf, dass die Entwicklungen in anderen Ländern schneller voranschreiten.

Bis 2004 galt die Berufsbezeichnung Krankenschwester, Krankenpfleger, Kinderkrankenschwester, Kinderkrankenpfleger, für alle die ab 2004 ihre Ausbildung beendeten wandelte sich die Bezeichnung in Gesundheits- und Krankenpfleger/in bzw. in Gesundheits- und Kinderkrankenpfleger/in, hier wird eine Entwicklung vom Krankheitsdenken in Richtung Gesundheitsdenken deutlich. Es ist auch an der Umbenennung der Krankenkassen in Gesundheitskassen zu bemerken.

1.4 Abgrenzung von der Medizin

Medizin hat ihren Schwerpunkt in der Heilung von Krankheiten. Es wird diagnostiziert und behandelt.

„Krankheitsorientierung und Krankheitsbewältigung dominieren das Denken und Handeln in der Pflege" (Brieskorn-Zinke 2006:12). Es wird dem Arzt zugearbeitet. Trotz aller Bemühungen gelingt es der Pflege nur sehr langsam von diesem Blickwinkel Abstand zu gewinnen.

Gesundheitswissenschaft hat den Schwerpunkt Prävention und Gesundheitsförderung, d.h. es soll vermieden werden das eine Krankheit entsteht und Ressourcen erhalten/fördern um Gesundheit zu entwickeln.

1.5 Grad der Akademisierung und Professionalisierung

Der Mangel an qualifiziertem Personal, der Wunsch an die internationale
Entwicklung anzuknüpfen machten eine Akademisierung und
Professionalisierung unumgänglich.

Die Entwicklung der Pflege zu einer Profession beginnt in Deutschland in den
70er Jahren. Die Zahl der Pflegestudiengänge ist seit den 1990er Jahren gestiegen,
somit kann eine ansteigende Akademisierung erkannt werden. Es gibt unter
anderem Studiengänge in Pflegewissenschaft, Pflegepädagogik und
Pflegemanagement. Der jüngste pflegerische Studiengang ist der „Bachelor of
Nursing", dort kann in 4 Jahren ausbildungsintegriertem Vollzeitstudium ein
Berufsabschluss auf Grundlage des Krankenpflegegesetzes und gleichzeitig ein
akademischer Grad erreicht werden.

In der theoretisch weiterentwickelten Pflege spielt die Hinwendung zur
Gesundheit eine wesentliche Rolle. Kurative und präventive Pflege wird
Bestandteil. Mit der Zielsetzung wird deutlich, dass Krankenpflege als Profession
den gesellschaftlichen Auftrag hat die Gesundheit aller Menschen zu fördern (vgl.
Brieskorn-Zinke 2006:14).

2 Gesundheitsförderung in Bezug zu Modellen

Die Gesundheitsförderung hat zu mehreren Modellen Bezug. Als Beispiele
werden im Rahmen der Hausarbeit die Salutogenese von Antonovsky, zur
Ottawa-Charta und die Abgrenzung zur Prävention bearbeitet.

2.1 Gesundheitsförderung in Bezug zur Salutogenese

Das Modell der Salutogenese wurde von dem jüdischen Medizinsoziologen Aaron
Antonovsky in den 1970er Jahren entwickelt. Es ist das erste Modell, indem der
Gesundheitsbegriff positiv formuliert zugrunde liegt.

„…Er interessierte sich für das Phänomen, das Menschen trotz der Konfrontation
mit einer Vielzahl von Gesundheitsrisiken gesund bleiben und nicht erkranken"
(Waller 2010:23).

„Sein Modell der Salutogenese befasst sich v.a. mit gesundheitsfördernden
Aspekten. Im praktischen Umgang mit Patienten bedeutet dies, dass eine effektive
Gesundheitsförderung und –erziehung persönliche Faktoren wie Stress,
Widerstandskraft sowie die individuelle berufliche, familiäre und ökonomische
Situation berücksichtigen sollte" (Kieger 2006:3). Hauptmerkmale sind die
Entstehungs- und Erhaltungsbedingungen von Gesundheit. Wichtigster Baustein
ist das „Gesundheits-Krankheitskontinuum". Es gibt keine klare Grenze zwischen
den Begriffen „Gesundheit" und „Krankheit". Es handelt sich um einen
interaktiven Prozess zwischen den belastenden Faktoren (Stressoren) und
schützenden Faktoren (Widerstandsressourcen). Zu den Stressoren werden
psychosoziale, physische, und biochemische Faktoren gezählt.
Widerstandsressourcen sind körperliche, psychische, materielle, soziale, und
makrostrukturelle Faktoren.

2.2 Gesundheitsförderung in Bezug zur Ottawa-Charta

Die Ottawa-Charta ist ein grundlegendes Dokument der WHO von 1986, das
Strategien der Gesundheitsförderung enthält. „…einen Prozeß [!] in Gang zu
setzen, der allen Menschen ein höheres Maß an Selbstbestimmung über ihre
Gesundheit ermöglichen und sie damit zur Stärkung ihrer Gesundheit befähigen

soll" (Pelikan, Demmer; Hurrelmann, 1993:13).

Der Wandel von einem einseitig krankheitsorientierten zu einem salutogenetischen (Gesundheit orientierten) Denken wurde somit eingeleitet.

2.3 Gesundheitsförderung in Abgrenzung zur Prävention

„Sowohl Gesundheitsförderung als auch Krankheitsprävention beschreiben Formen der Intervention" (Hurrelmann, Laaser; Razum, 2006:750). Der Unterschied liegt in der Interventionsform. **Gesundheitsförderung** möchte zur Gesunderhaltung beitragen, indem Ressourcen erhalten und gefördert werden um Gesundheit zu entwickeln. Es geht um die Stärkung von persönlicher und sozialer Kompetenz.

Prävention ist die Vorbeugung und das Verhüten von Krankheiten. Es geht unter anderem um Risikofaktoren, die eingeschätzt werden und durch Prävention minimiert werden. Es wird unterteilt in primäre Prävention, sekundäre Prävention und tertiäre Prävention. **Primäre Prävention** heißt Erhalten der Gesundheit durch Verringerung der Krankheitsanfälligkeit oder Erhöhen der allgemeinen Widerstandskraft z.B. Impfungen. **Sekundäre Prävention** bedeutet frühes Erkennen von Gesundheitsgefährdungen und Erkrankungen mit dem Ziel der Frühtherapie und Kontrolle von Risikofaktoren z.B. Krankheitsfrüherkennung und Behandlung. **Tertiäre Prävention** soll Rückfälle von Krankheiten verhüten, die Verschlechterung von Krankheitszuständen und die Folgen von Krankheiten verhindern helfen z.B. Rehabilitation (vgl. Meier-Baumgartner, Dapp; Anders 2006: 31).

3 Gesundheitsförderung

Der Begriff „Gesundheitsförderung" etablierte sich bereits 1986 nach der Konferenz der Ottawa-Charta." Gesundheitsförderung bezeichnet zusammenfasend die vorbeugenden, präventiven Zugänge zu allen Aktivitäten und Maßnahmen, die die Lebensqualität von Menschen beeinflussen ... und verhältnisbezogenen ebenso wie verhaltensbezogene Dimensionen berücksichtigt werden" (Brieskorn-Zinke 2006:20).

Ziel von Gesundheitsförderung ist es die persönliche und soziale Gesundheitskompetenz zu stärken. Es ist somit eine gesellschaftliche Aufgabe, wie auch der persönliche Lebensstil für die Umsetzung nötig.

3.1 Ebenen der Gesundheitsförderung

Die Gesundheitswissenschaft unterscheidet 3 Ebenen der Gesundheitsförderung. Die personale Ebene, die Verhaltensebene und die Verhältnisebene.

3.1.1 Personale Ebene

Auf der personalen Ebene sollen persönliche und soziale Kompetenzen unterstützt und entwickelt werden. Unterstützung in Form von Information und gesundheitsbezogene Bildung. Ziel ist die Befähigung des Menschen zum lebenslangen Lernen um mit den verschiedenen Phasen des Lebens sowie eventuell auftretenden Krankheiten/Behinderungen umgehen zu können.

3.1.2 Verhaltensebene

Die Verhaltensebene ist gekennzeichnet durch gesundheitsbezogene Gemeinschaftsaktionen. Realisiert durch konkrete und wirksame Aktivitäten von Bürgern in der Gemeinde, in der Erarbeitung von Prioritäten, der Herbeiführung von Entscheidungen sowie dem Planen und Umsetzen von Strategien (Waller o.J.12).

3.1.3   Verhältnisebene

In der Verhältnisebene geht es um die enge Bindung zwischen Mensch und Umwelt, dies bildet die Grundlage für einen sozial-ökologischen Weg zur Gesundheit. Das Schaffen von gesundheitsförderlichen Lebenswelten wie Verbesserung der Lebens-, Arbeits- und Freizeitbedingungen hat eine große Bedeutung für die Gesundheit.

3.2   Methoden zur Umsetzung in die Praxis

Es gibt unterschiedliche Methoden zu Umsetzung von Gesundheitsförderung in die Praxis.

3.2.1   Gesundheitsaufklärung und Gesundheitsberatung

Es handelt sich hierbei um Methoden der Informationsvermittlung. Dabei ist zu unterscheiden, wie die Information weitergegeben wird. Persönlich in Form von Einzel- oder Gruppengesprächen, durch schriftliche Informationsmaterialien oder andere Informationsmedien z.B. Film, Broschüren, Rundfunk, Videotext. Grundlegend für den Erfolg ist die Erzeugung von Motivation. Unterschieden wird in drei Motivationsparadigmen: Motivation durch Angst, Motivation durch Modellernen und Motivation durch Sachinformation.

Bei der **Gesundheitsaufklärung** wird mit Hilfe von Massenmedien und in der **Gesundheitsberatung** durch ein professionelles Gespräch (personale Kommunikation) Information vermittelt." In einem Beratungsgespräch werden keine Ratschläge gegeben, wird nicht angeleitet oder überzeugt. Es geht vielmehr darum, mit der zu beratenden Person individuelle Lösungsstrategien zu erarbeiten" (Brieskorn-Zinke 2006:103).

In der Praxis könnte die Gesundheitsberatung in Form eines persönlichen Gespräches zwischen einer Pflegemitarbeiterin und eines alten Menschen zum Thema Ernährung bei Diabetes erfolgen.

Die Gesundheitsaufklärung könnte durch das Bereitlegen von Informationsbroschüren zur Sturzprävention erfolgen, die Besucher eines Altenheimes oder Krankenhauses mitnehmen können.

3.2.2 Gesundheitserziehung und Gesundheitsbildung

„**Gesundheitserziehung**... findet in Einrichtungen der Erziehung von Kindern und Jugendlichen statt (d.h. im Elternhaus, im Kindergarten, in Schulen sowie in außerordentlichen pädagogischen Einrichtungen), **Gesundheitsbildung** richtet sich primär an Erwachsene und findet in Einrichtungen der Erwachsenenbildung (Volkshochschulen, Familienbildungstätten [!]etc.) statt" (Waller o.J.:10). Gesundheitserziehung umfasst die Stärkung der Persönlichkeit durch Wissens- und Kompetenzvermittlung, um die Selbstorganisation des Gesundheitsverhaltens und die Gestaltung gesundheitsrelevanter Umweltbedingungen umzusetzen. Entweder soll eine Verhaltenskorrektur oder eine Kompetenzförderung erreicht werden. Bedürfnisse der Adressaten sind dabei zu berücksichtigen.

Ein Praxisbeispiel wäre eine Schulung für Schüler zum Thema Mobbing. Beispielhaft für die Gesundheitsbildung könnte ein Volkshochschulkurs für pflegende Angehörige zum Thema Demenz sein.

3.2.3 Gesundheitsselbsthilfe und Gesundheitstraining

Gesundheitsselbsthilfe beinhaltet ein individuelles Bestreben. Personen einer Selbsthilfegruppe unterstützen sich gegenseitig, treffen sich in regelmäßigen Abständen, sprechen über Probleme und Erfahrungen. Beispiel für die Praxis wäre ein regelmäßiges Treffen in einer Selbsthilfegruppe, um sich mit anderen Gleichgesinnten/Betroffenen auszutauschen. Eine Selbsthilfegruppe kann von Betroffenen, Angehörigen von Menschen mit Demenzerkrankung organisiert werden. Gesundheitstraining umfasst personenbezogene Maßnahmen der Gesundheitsförderung. Es könnte in der Praxis mit der Progressiven Muskelentspannung, Meditation oder Fußreflexzonenmassage angewendet werden.

3.2.4 Präventivmedizin

Im Bereich der Präventivmedizin handelt es sich um Methoden der Schutzimpfungen und Früherkennungsuntersuchungen. Menschen können daran teilnehmen, indem sie einen Arzt aufsuchen und sich dort impfen lassen oder an Früherkennungsuntersuchungen teilnehmen. Die Teilnahme ist freiwillig, es gibt Empfehlungen für Schutzimpfungen beispielsweise vom Robert Koch Institut. In der Pflege könnte es durch die Begleitung von Patienten zu

Früherkennungsuntersuchungen oder Schutzimpfungen z.B.
Grippeschutzimpfungen durch den Arzt in Einrichtungen organisiert werden.

3.3 Setting-Ansatz der Gesundheitsförderung

„ In Settings wie z.b. Betrieben, Schulen, Kindergärten oder Krankenhäusern soll durch diesen Ansatz eine Verbesserung der Organisationskultur in Richtung Gesundheit erreicht werden" (Brieskorn-Zinke 2006:106).
Sie zielen auf die Erhaltung bzw. Schaffung von Gesundheitsressourcen ab. Sie sind multidisziplinär und intersektoral (unter Beteiligung verschiedener Berufsgruppen). Eine besondere Bedeutung gilt der Mitwirkung (Partizipation) der Betroffenen.
Seit der Verabschiedung der Ottawa -Charta hat die WHO vier große Projekte zur Umsetzung der Gesundheitsförderung aufgelegt:

- das Gesunde -Städte Projekt
- das Projekt Gesundheitsfördernde Schule
- das Projekt Gesundheitsförderndes Krankenhaus
- das Projekt Gesundheitsförderung im Betrieb
  (vgl. Waller o.J. 17ff)

4.   Anwendung von Gesundheitsförderung in Pflegeberufen

Gesundheitsförderung in Pflegeberufen findet in unterschiedlichen Bereichen
bereits Anwendung. Die Entscheidung, ob Gesundheitsförderung umgesetzt wird
und in welchem Ausmaß liegt an den Pflegekräften. Inwieweit Mitarbeiter bereit
sind, es umzusetzen hängt unter anderem davon ab, wie die physischen,
psychischen und betrieblichen Belastungen ausgeprägt sind.
Als positives Beispiel für die Umsetzung ist hier die aktivierende Pflege zu
nennen.

4.1   Belastungen und Gesundheitsrisiken

Mitarbeiter in Pflegeberufen sind mehrfachen Belastungen ausgesetzt.
Einzuordnen in psychische, physische und betriebliche Belastungen. Die Anzahl
der multimorbiden Bewohner, die in Pflegeheimen leben hat sich erhöht, das
bedeutet eine Erhöhung der Belastungen für die Mitarbeiter. Ob Belastungen zu
Gesundheitsrisiken werden, hängt unter anderem vom betrieblichen und
persönlichen Umfeld der Mitarbeiter ab.

4.1.1 Psychische Belastungen

Psychische Belastungen und Persönlichkeitseigenschaften sind psychische
Gesundheitsrisiken. Da in Pflegeberufen mit Menschen und nicht mit Maschinen
gearbeitet wird, spielen Emotionen eine Rolle die nicht unterschätzt werden sollte.
Mangelnde Anerkennung, fehlende Unterstützung durch Vorgesetzte, Gefühle der
Hilfslosigkeit und Aggressionen durch Bewohner sind psychische Belastungen,
die nur schwer auszuhalten sind. Konflikte werden auch als Belastungen gewertet.
Die Arbeit mit Menschen die an Demenz erkrankt sind oder unheilbar körperlich
krank sind bedeuten zusätzliche Belastungen.

4.1.2 Physische Belastungen

Als physische Belastungen sind zu nennen: genetische Veränderungen,
Mikroorganismen (z.B. Viren, Bakterien), chemische und physikalische (z.B.
Strahlen, Hitze) Einwirkungen. Es ist nicht die Gefahr, dass es z.B. den HIV Virus
gibt, sondern riskantes Verhalten der Mitarbeiter erhöht die Gefahr z.B. beim

unhygienischen Arbeiten mit infektiösen Materialien beim Verbandswechsel. Erkrankungen des Skelettsystems durch schweres Tragen und Heben ebenso einseitige Belastungen sind krankmachenden Faktoren in Pflegeberufen.

4.1.3 Betriebliche Belastungen

Hektik, Überforderungen, Personalmangel, Termin und Zeitdruck erzeugen bei den Mitarbeitern Stress und sind von daher als Belastung zu werten. Mangelnde Arbeitszufriedenheit entsteht, die Anzahl von krankheitsbedingten Fehltagen kann erhöht werden, ebenso wie die Entstehung des Burnout – Syndrom. Ein Drei-Schichtmodell (Wechsel von Frühdienst, Spätdienst und Nachtdienst) ist ebenfalls eine Belastung sowohl für den Körper, hat aber auch soziale Folgen da z.b. Vereinsarbeit, Treffen mit Freunden usw. erschwert ist.

4.2 Betriebliche Gesundheitsförderung

Betriebliche Gesundheitsförderung zielt auf die Entwicklung eines innerbetrieblichen kontinuierlichen Verbesserungsprozess ab. Es handelt sich dabei sowohl um konkrete Arbeitsbedingungen die gestaltet werden sollen, wie auch um konkrete Unterstützung der Mitarbeiter um gesunde Lebensgewohnheiten anzunehmen. Es ist eine gut angelegte Investition in die Mitarbeiter. Den nur der zufriedene und gesunde Mitarbeiter, kann volle Leistung erbringen und Fluktuation wird entgegengewirkt. Es geht um die Vermeidung von arbeitsbedingten Beschwerden. Ziel ist die Erhaltung und Förderung der Gesundheit der Mitarbeiter. Es kann durch ausreichendes Vorhalten von Hilfsmitteln zum Heben und Tragen, durch Anbieten von Kursen zum rückenschonenden Arbeiten, Nichtraucher- oder Entspannungskurse erreicht werden, das Mitarbeiter sich gesundheitsförderlicher verhalten.

4.3 Konzept der Gesundheitsförderung

Exemplarisch wird hier das Konzept gesundheitsförderndes Krankenhaus „ Health Promoting Hospitals" beschrieben. Dieses Projekt beruht auf der Ottawa – Charta. Es wurde über einen Zeitraum von 5 Jahren als Pilotprojekt an insgesamt 20 europäischen Krankenhäusern durchgeführt. In der Evaluation kam heraus, dass es insgesamt gelungen ist, gesundheitsfördernde Strukturen im Krankenhaus zu schaffen. Es wurden Strategien entwickelt, um die Gesundheit von Mitarbeitern, Patienten und Menschen in der Region zu fördern.

Insgesamt lassen sich 6 Merkmale bei gesundheitsfördernden Krankenhäusern unterscheiden: Gesundheitsgewinn, Patientenorientierung, Mitarbeiterorientierung, Partnerschaften/ Gemeindeorientierung, Ökologie und Wirtschaftlichkeit.

- Gesundheitsgewinn: Der Blickwinkel ist auf den höchstmöglichen Gesundheitsgewinn auf Seiten der Patienten gerichtet. Der Patient wird befähigt und ermächtigt, sein Handeln selbst zu bestimmen (Empowerment). Er muss dazu ausreichend informiert werden, ein partnerschaftliches Verhältnis zu ihm und seinen Angehörigen aufgebaut werden und er soll das Ergebnis seiner Behandlung selbst beurteilen können.

- Patientenorientierung: Dem Wandel der Patienten von Erfüllungsgehilfen und Konsumenten medizinischer Dienstleistungen zu einem Partner und Koproduzenten seiner Gesundung wird große Aufmerksamkeit geschenkt.

- Mitarbeiterorientierung: Hier liegt der Blick auf das Wohlbefinden und auf die Gesundheit der Mitarbeiter. Das gesundheitsfördernde Krankenhaus soll auch eine Lebens- und Arbeitswelt sein, indem der Mitarbeiter gesund arbeiten und gesund bleiben kann. Ergonomie spielt eine zentrale Rolle, wenn es beispielsweise um Neuanschaffungen geht.

- Partnerschaften und Gemeindeorientierung: Durch Partnerschaften und Gemeindeorientierung wird Einfluss auf die Bevölkerung genommen. Ziel ist der maximale Gesundheitsgewinn.

- Ökologie: Es handelt sich um Umweltbewusstsein, Gesunderhaltung des Lebensraumes ist das Ziel. Ökologisch sinnvolles Handeln, das nicht nur die Ressourcen schont und Verschmutzungen von Boden, Wasser und Luft vermeidet, sondern auch zu Kostenersparnissen und ökonomischen Vorteilen führt. Eine Vorbildfunktion für den Bereich Ökologie.

- Wirtschaftlichkeit: Gesundheitsfördernde Krankenhäuser sind mit ihrem Konzept zu effizienter und kosteneffektiver Nutzung der Ressourcen in Verbindung mit innovativer Medizin und höchstmöglichem Gesundheitsgewinn angehalten. Die finanziellen Rahmenbedingungen sind von existentieller Bedeutung (vgl. Waller o.J. 27ff)

5   Zusammenfassung und Ausblick

Pflege- und Gesundheitswissenschaften sind relativ junge Wissenschaften. Die Akademisierung und Professionalisierung entwickelt sich langsam weiter. Der Blick von der Krankheitsorientierung geht in Richtung gesundheitsorientierten Denken. Der Wandel der Bevölkerung macht es zwingend notwendig, dass Gesundheitsförderung auch zunehmend in Pflegeheimen angewandt wird. Dabei gilt es die Berufsgruppe der Pflege nicht zu vergessen. Es ist nicht immer klar eine Grenze zwischen Gesundheitsförderung und Prävention zu ziehen. Es gibt verschiedene Methoden Gesundheitsförderung umzusetzen. Gesundheitsaufklärung und Gesundheitsberatung sind nur zwei der möglichen Methoden. Führungskräften stehen vor neuen Herausforderungen, um dafür Sorge zu tragen das die Mitarbeiter möglichst lange gesund bleiben und den Beruf ausüben können. Betriebliche Gesundheitsförderung ist ein kontinuierlicher auf Dauer angelegter Prozess und nicht nur ein auf kurze Zeit angelegtes Projekt. Es muss dauerhaft angelegt sein um Erfolg zu haben.

Meiner Meinung nach wird es in vielen Betrieben noch sehr vernachlässigt und für nicht so wichtig eingestuft, Nachholbedarf und ein Umdenken ist notwendig. Die Pflege muss sich öffnen um mit der internationalen Entwicklung mitzuhalten.

Ich habe für mich selbst entschieden, mich noch weiter mit dem Thema zu befassen. Ein Anfang wäre eine Bildung einer auf Dauer angelegte Projektgruppe, die daran interessiert ist sich kontinuierlich mit dem Thema zu beschäftigen. Das Thema Gesundheitsförderung von alten Menschen, die im Altenheim leben wäre eine weitere Möglichkeit.

Gesundheitsförderung kann dazu beitragen das der Bedarf an Pflege verringert wird, was auch die Belastungen der Mitarbeiter verringern würde. Da Pflegemitarbeiter unmittelbaren Einfluss darauf haben, ob die Pflegebedürftigkeit bestehen bleibt oder ob Wege zur Verbesserung des Gesundheitszustandes und somit in Richtung Gesundheitsförderung umgesetzt werden, ist es eine nicht zu unterschätzende Berufsgruppe zur Umsetzung von gelebter Gesundheitsförderung.

16

Literaturverzeichnis

Brieskorn – Zinke, M. (2006): Gesundheitsförderung in der Pflege. 3.Aufl., Stuttgart: Kohlhammer

Hurrelmann, K.; Laaser, U., Razum, O.,(2006): Handbuch Gesundheitswissenschaften.4., vollständig überarbeitete Aufl., Weinheim und München: Juventa

Pelikan, J.; Demmer, H., Hurrelmann, K. (1993): Gesundheitsförderung durch Organisationsentwicklung Konzepte, Strategien und Projekte für Betriebe, Krankenhäuser und Schulen, Weinheim und München: Juventa

Kieger, A. (2006):Gesundheit lehren und lernen Gesundheitserziehung und – förderung in Pflegeberufen, 1.Aufl., München und Jena: Urban &Fischer

Meier- Baumgartner, H.; Dapp, U., Anders, J.(2006): Aktive Gesundheitsförderung im Alter, 2., aktualisierte und erweiterte Aufl,. Stuttgart: Kohlhammer

Waller, H.: (2010):Gesundheitswissenschaft, Studienbrief –Nr.01-0523-001-2, Einführung und Gesundheitskonzepte im Überblick, Studienbrief der Hamburger –Fern-Hochschule

Waller, H: (o.J. [2006]):Gesundheitswissenschaft, Studienbrief –Nr. 01-0523-006-1, Handlungsmethoden(1)- Gesundheitsförderung, Studienbrief der Hamburger-Fern- Hochschule

Waller, H: (o.J. [2006]): Gesundheitswissenschaft , Studienbrief- Nr. 01-0523-008-1, Handlungsmethoden (3) – Beratung, Bildung, Selbsthilfe, Studienbrief der Hamburger- Fern- Hochschule